CONSIDÉRATIONS

HISTORIQUES ET HISTOLOGIQUES

SUR

L'ICHTHYOSE EN GÉNÉRAL

ET EN PARTICULIER

SUR QUELQUES CAS TÉRATOLOGIQUES

PAR

Louis PELLETIER

Docteur en médecine de la Faculté de Paris.

PARIS

A. PARENT, IMPRIMEUR DE LA FACULTÉ DE MÉDECINE

29-31, RUE MONSIEUR-LE-PRINCE, 29-31

1879

CONSIDÉRATIONS

HISTORIQUES ET HISTOLOGIQUES

SUR

L'ICHTHYOSE EN GÉNÉRAL

ET EN PARTICULIER

SUR QUELQUES CAS TÉRATOLOGIQUES

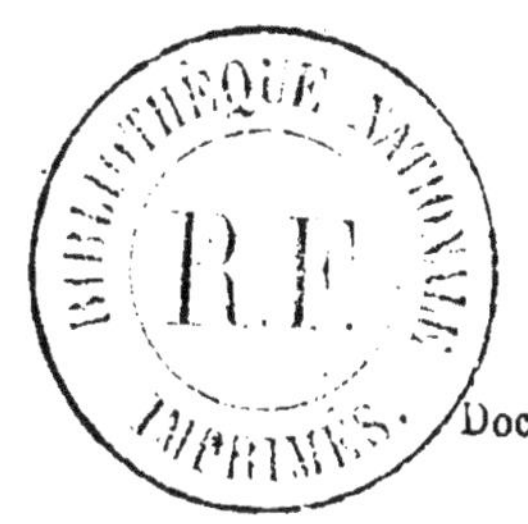

PAR

Louis PELLETIER
Docteur en médecine de la Faculté de Paris.

PARIS
A. PARENT, IMPRIMEUR DE LA FACULTÉ DE MÉDECINE
29-31, RUE MONSIEUR-LE-PRINCE, 29-31
1879

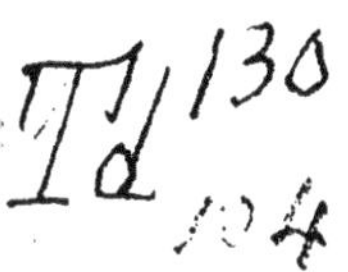

A LA MEMOIRE DE MA MÈRE ET DE MA SŒUR

A MES PARENTS

A MES AMIS

A MON PRÉSIDENT DE THÈSE

M. LE PROFESSEUR JACCOUD

CONSIDÉRATIONS HISTORIQUES ET HISTOLOGIQUES

SUR L'ICHTHYOSE EN GÉNÉRAL

ET EN

PARTICULIER QUELQUES CAS TÉRATOLOGIQUES

AVANT-PROPOS.

Notre intention n'est pas d'entreprendre l'étude complète de l'ichthyose. Un sujet si vaste ne pourrait tenir dans le modeste cadre de ce travail, et nous ne prétendons pas juger en dernier ressort une question si diversement envisagée par d'éminents spécialistes.

Nous nous proposons d'abord de résumer l'état des connaissances sur cette affection, et cette étude historique nous obligera à entrer dans quelques détails sur la classification des diverses variétés dont nous donnerons un tableau avec le nom des auteurs.

Le 15 février dernier, M. Malassez présentait à la Société anatomique une communication d'un de ses membres les plus infatigables, M. Chambard, interne des hôpitaux, sur un curieux cas d'ichthyose congénitale observé et décrit par M. Houel, conservateur du musée Dupuytren. Cette communication était d'autant plus intéressante que, par ses préparations microscopiques remarquables, M. Chambard remplissait une lacune presque complète dans ce chapitre des études dermatologiques.

Nous avons pu constater en effet, dans nos recherches bibliographiques, que de très-rares auteurs étrangers ont je ne dirai pas traité, mais effleuré ce point, en reproduisant les images, et en faisant l'iconographie microscopique de ces lésions, réléguées dans les rayons de nos musées. Une seule préparation de Wagner a été publiée par Newmann auquel elle avait été communiquée. — M. Chambard dans sa dernière communication, et après un court historique, aborde résolument ce sujet jusqu'ici négligé, aidant des ressources nouvelles de la micrographie une connaissance approfondie de l'histologie et une grande habitude du laboratoire.

Persuadé que nos juges verront dans le désir que nous avons eu de mettre à la portée de tous des travaux inédits et utiles, une excuse au manque de personnalité que ce travail pourra leur présenter, nous terminons par un témoignage de reconnaissance à l'adresse de M. Houel qui a bien voulu nous permettre de reproduire un de ses fœtus, ainsi que ses observations, et nous prions M. Chambard de vouloir bien considérer les emprunts multiples qu'il nous a permis de lui faire et la publication de ses préparation comme un hommage à sa bienveillance et à son érudition.

Ce devoir accompli, nous abordons notre sujet en le divisant de la manière suivante :

Une première partie sera affectée à un aperçu historique ; dans une seconde, nous donnerons avec les observations remarquables qui en ont fourni la matière, les préparations histologiques établissant pour ces cas particuliers l'anatomie pathologique, et dans la troisième les conclusions qui nous semblent en découler.

PREMIÈRE PARTIE

DÉFINITION.

Malgré de nombreuses divergences sur la nature de cette affection, comme nous pourrons nous en rendre compte tout à l'heure, on est à peu près d'accord pour voir dans l'ichthyose une difformité de la peau portant sur une partie seulement de ses éléments, et se révélant ordinairement soit quelque temps après la naissance, soit dans la jeunesse, dans des cas douteux aux âges avancés, enfin, incontestablement cette fois, pendant la vie intra-utérine.

Au point de vue morphologique elle se subdivise en autant de variétés qu'elle offre d'aspects différents.

Au point de vue anatomique elle est caractérisée par une production épidermique exagérée avec hypertrophie générale de la couche cornée, mais sans modification dans les autres parties de la peau, ce qui explique pourquoi nous avons dit : portant sur une partie seulement de ses éléments.

Nous avons employé également le terme difformité et non celui de maladie, car elle ne possède aucun des caractères qui font cette dernière, c'est-à-dire la douleur et la chaleur pour les caractères subjectifs, et que, malgré l'entrave qu'elle apporte à des fonctions importantes comme l'exhalation et la perspiration cutanées, elle ne constitue pas un danger pour l'économie.

Au point de vue de la genèse nous avons fait nos réserves sur l'ichthyose sénile, et nous saisissons l'occasion de nous expliquer à ce sujet. Les auteurs l'ont admise, nous l'admettons aussi en tant que ce qualificatif s'applique à l'âge de la lésion qui évidemment sera parallèle à celui de l'individu, mais nous mettons un point d'interrogation devant cette desquamation furfuracée que pourrait présenter un vieillard dont la peau aurait été jusqu'à cette époque absolument normale ; c'est dire que la distinction d'une variété : ichthyose professionnelle, ne nous paraît pas justifiée. Enfin, de l'ichthyose intra-utérine, niée par un certain nombre de dermatologistes, nous donnons des observations claires et précises.

HISTORIQUE.

Il est étonnant qu'une maladie aussi caractéristique que celle qui nous occupe ait échappé à l'observation des premiers médecins. L'antiquité ne nous offre en ce point que des descriptions que nous pouvons à bon droit regarder comme mythologiques, d'autant plus qu'un certain nombre sont contenues en quelques passages des poëtes.

Quelle que soit la raison de ce silence, le premier auteur qui le rompe est Avicenne, qui la nomme *Albarras Nigra*, et la dépeint en ces termes : « Scabiositas accidens cuti aspera vehemens, et facit squammas sicuti sunt piscium. L'existence propre de la maladie ne fut pas reconnue par les médecins du moyen âge, qui la rangèrent parmi les autres affections régnantes telles que les lichens, la lèpre et la gale, ou bien lui donnèrent des noms les plus pittoresques, tels que *Leontiasis*, *Hystricisme* suivant qu'ils la comparaient à la peau du lion, du hérisson, du porc-épic.

Bartholin, Panaroli, Stalpart, au XVIIe siècle, rapportent des cas relatifs à ces difformités extraordinaires. Un peu plus tard, on trouve dans Boisser de Sauvages une observation de lèpre ichthyose qu'il rapporte au cas d'Avicenne et caractérise en ces termes : Telle est cette maladie dans laquelle les diverses parties du corps sont recouvertes de squames sèches, blanchâtres, imbriquées les unes dans les autres, à la manière des écailles de poisson.

En 1755 on voit en Angleterre et en Allemagne trois ichthyosiques, dont le père et les deux fils, qui exploitent la curiosité publique. Décrits par John Machin en Irlande, Heinrich Baker en Allemagne sous le nom d'hommes porc-épic, ils sont étudiés en 1802 par Tilésius d'Altemburg qui rejette cette dénomination, et leur donne celle d'hommes à écailles ; la description anatomique qu'il en a laissée concorde bien avec ce que l'on en a observé aujourd'hui. Depuis, d'autres auteurs les ont considérés comme atteints de papillomes cornés.

Jusqu'au commencement de ce siècle, les traités de dermatologie sont très-vagues à ce sujet et en contiennent à peine des mentions très-courtes. Ce n'est que dans Villan que l'ichthyose est traitée assez longuement. Outre les degrés extrêmes qui constituent cette difformité, cet auteur établit l'existence de degrès moindres caractérisés par un léger épaississement et un décollement irrégulier de l'épiderme.

Tout en faisant des observations disséminées antérieurement, une catégorie spéciale, définie, il paraît dans quelques cas, et en particulier dans celui dont il reproduit l'image dans la planche 8 de son ouvrage, confondre l'ichthyose proprement dite avec l'acné sébacée folliculeuse.

Schlossemberger et Schabel, 1856, ont attiré l'attention sur ce point que l'accumulation morbide des masses épidermiques provient d'une dégénérescence graisseuse des cellules de l'épiderme.

Enfin avec Alibert, 1820, l'affection est définie complétement, et fondée sur des bases qu'ont admises tous les auteurs jusqu'au temps actuel.

Dans la classification qu'il en a donnée, il se place au point de vue morphologique et la divise en deux classes, l'une simple ou ichthyose proprement comprenant deux variétés : la *variété serpentine* caractérisée par des écailles peu dures et semblables au cuticule des serpents, et la *variété nacrée* (nitida) ressemblant à des écailles de carpes plus larges que les précédentes, dures, assez commune, très-rebelle, récidivant souvent. Ses squames adhèrent par leur centre et se détachent par la périphérie. Elles donnent à la peau un aspect blanc, luisant, semblable à de la farine.

La deuxième classe est très-distincte de la précédente. Elle est intermédiaire entre l'ichthyose proprement dite et les productions cornées de la peau. Dans cette classe il admet aussi deux variétés :

1° *Cyprine.* Squames très-épaisses, non imbriquées, disposées par lignes séparées par des fissures étendues de couleur généralement grisâtre dont le type a été donné par Bertin dans la Gazette médicale, t. II.

2° *Corniculée.* Ici ce sont de petites éminences coniques, adhérentes entre elles par leur base qui est blanche et molle tandis que le sommet est pointu, dur et noirâtre. (Cas des frères Lambert.)

Dans son traité des anomalies de l'organisation, Is. Geoffroy-Saint-Hilaire range au nombre des anomalies par différence de structure intime, l'ichthyose qu'il confond dans un même type avec la kératose. A ce sujet, il rapporte l'histoire d'un veau de Saint-Domingue né avec des écailles parce que sa mère aurait éprouvé une frayeur à la vue d'un crocodile. Il note cependant que la plupart des productions cornées ou en plaques naissent bien plus souvent sur des cicatrices ou des ulcères que sur les parties saines de la peau.

Steinhausen et Simon (de Berlin) citent de nombreux cas d'ichthyose qu'ils appellent congénitale. Ce dernier a donné une description longue et détaillée d'un fœtus atteint de ce que nous appelons ichthyose intra-utérine, qui est conservé au musée de Berlin et offre beaucoup de ressemblance avec ceux dont nous nous occuperons tout à l'heure.

Behrend, contrairement à leur opinion, nie l'ichthyose congénitale parce que les fœtus affectés de ces difformités n'ont pas vécu, et qu'on n'a pas pu en suivre la marche ultérieure.

Hébra va plus loin; il prétend qu'un fœtus ichthyosique à un degré fort grave fut guéri et eut une peau normale. Pour lui l'ichthyose ne se déclare pas avant 2 ans, toutes les maladies de la peau ne seraient jusque-là que du pityriasis

Il constate aussi avec tous les autres dermatologistes qu'ordinairement la maladie est incurable persiste et même présente des tendances à augmenter. Il cite cependant deux cas, où chez l'adulte la marche fut entravée par une affection aiguë de la peau et où la difformité a disparu. L'un est celui d'une jeune fille de 18 ans, atteinte depuis sa naissance d'une ichthyose simple et qu'une rougeole guérit parfaitement. Le second est celui d'un homme guéri par la variole.

Au point de vue de la genèse, il émet l'opinion que l'ichthyose généralisée est congénitale, et l'ichthyose partielle est acquise. Il n'admet qu'avec réserve l'influence de l'hérédité, surtout pour l'ichthyose partielle, mais fait jouer un certain rôle aux phénomènes psychiques qu'aurait éprouvés la mère pendant la gestation et des envies singulières que présentent certaines femmes enceintes, entre autres un désir immodéré de poisson.

Quoique l'inanité de cette étiologie soit palpable, nous rappelons sans établir de rapprochement l'opinion d'Alibert qui prétend que les peuples qui vivent sur les bords de la mer, se nourrissent de poissons et d'aliments putréfiés, boivent des eaux saumâtres et corrompues, sont sujets à cette affection. Cette assertion n'est pas confirmée par les faits observés qui se rapportent plutôt à la lèpre tuberculeuse.

Tous les auteurs sont à peu près d'accord pour admettre l'hérédité de l'ichthyose. Un exemple frappant est donné par les frères Lambert, dont nous avons déjà parlé. L'affection chez eux remontait à la 3e génération et n'avait commencé que six semaines après la naissance. Mayer (du Cantal) admis en 1827 à la Charité était atteint ainsi que son frère d'une semblable difformité. Quand on n'a pu constater d'hérédité directe, on arrive souvent à découvrir que dans les ascendants ou les collatéraux quelquefois éloignés il y a eu des affections semblables. (Stalpart von der Wiel.) Enfin les parents peuvent être sains. (Rayer.)

Fabre dans son dictionnaire (Guide du médecin praticien), à l'article Ichthyose, donne une statistique intéressante sur l'influence du sexe. Les nombreux cas observés à Saint-Louis portent presque tous sur des sujets masculins, et dans la proportion de 1/7 seulement sur le sexe féminin. Les frères Lambert avaient 7 sœurs absolument indemnes. Il rapporte cette immunité presque complète chez la femme à la plus grande finesse de la peau.

Bazin admet avec certains auteurs qu'il existe des ichthyoses partielles et généralisées. Dans son Traité sur les affections cutanées artificielles (p. 469) il cite le fait d'une mère d'un enfant ichthyosique, qui portait à l'un des coudes une petite plaque d'ichthyose des mieux caractérisées.

Au point de vue étiologique, il se borne à dire que l'ichthyose est une déviation sécrétoire de l'épiderme, sans entrer dans plus de détails sur sa nature.

On trouve encore dans la seconde édition des Arthrides du même auteur un passage relatif à la question, bien qu'indirectement, puis qu'il s'attache à réfuter l'opinion de certains auteurs anglais (Samuel Plumbes) qui semblent admettre une ichthyose des muqueuses. Il considère comme une variété de psoriasis arthritique ces deux prétendus cas d'ichthyose publiés dans le n° 16 de The Lancet, qui se seraient terminés tous les deux par un épithélioma.

D'après Devergie qui ne lui accorde qu'une simple mention, l'ichthyose est toujours une maladie générale de la peau ; elle ne se montre jamais par plaques limitées, mais est toujours diffuse. C'est une erreur, dit-il, que de croire que l'on pourra trouver une plaque d'ichthyose sur un point donné de la surface du corps, comme on trouve une plaque de psoriasis. Beaucoup d'auteurs se sont inscrits contre cette opinion. Alibert a rapporté le cas d'une actrice atteinte d'ichthyose limitée du corps. Nous en avons constaté personnellement un cas chez un jeune homme où la difformité était si bien cachée qu'elle n'apparut qu'au conseil de révision.

Billard, dans son Traité des maladies des enfants nouveau-nés (p. 37), par le longuement de l'exfoliation épidermique qui s'observe généralement et qu'il a observée sur quatre-vingt-six sujets. Nous voyons en analysant le résultat de ses recherches résumé par Orfila, qu'il confond le fait physiologique de la desquamation épidermique avec plusieurs variétés de l'affection qui nous occupe.

Il admet en, effet, que l'épiderme s'exfolie en présentant des lignes et des sillons, des écailles plus ou moins larges, des lames irrégulières d'une grandeur variable, se rattachant au derme par la partie centrale recroquevillées sur elles-mêmes à la périphérie, caractère que tous les auteurs ont assigné à l'ichthyose nacrée. Le siége qu'il indique, face articulaire, cou-de-pied, etc., vient encore nous confirmer dans cette opinion. On dirait, ajoute-t-il, les éraillures que présente la peau de l'abdomen des femmes enceintes.

Ces considérations portent l'auteur à croire que l'ichthyose des nouveau-nés, n'est qu'une manifestation résultant de troubles dans la desquamation épidermique normale des enfants. Mais où cesse la fonction physiologique, où commence l'altération pathologique? C'est ce qu'il ne nous est pas donné d'expliquer.

Quant à la cause de l'exfoliation de l'épiderme Billard en donne l'explication suivante : Les téguments de l'enfant ont été pendant 7 mois environ plongés dans un liquide qui devait les maintenir dans un état de souplesse et d'humidité. L'épiderme est comme imbibé des eaux de l'amnios. A l'époque de la naissance, une fois exposé à l'air, il doit éprouver un desséchement subit et perdre la souplesse dont il était pourvu pendant la vie intra-utérine.

Il résulte de cette sorte de dessiccation à laquelle ne peut s'opposer l'exhalation cutanée, que l'épiderme se fendille, s'écaille et tombe, soit par lames, soit sous la forme pulvérulente, le derme apparaît au-dessus sain, mais rouge et légèrement enflammé.

Il sécrète une matière qui ne tarde pas à se dessécher et à donner naissance à un épiderme dont la formation est très prompte. J'ai, dit Billard, observé que dans les états cachectiques ou de marasme cette fonction dermique est altérée et que la formation, outre qu'elle est très-longue, est irrégulière, ce qui donne à la peau des nouveau-nés un aspect particulier de rudesse et d'irrégularité.

Pour résumer complétement ce travail qui nous paraît remarquable par sa clarté et ses aperçus ingénieux, nous ajouterons que suivant l'auteur il n'y pas d'ichthyose sénile, ce que l'on a pris pour cette affection n'étant qu'une desquamation épidermique, et qu'au surplus on n'a jamais remarqué l'épaississement de l'épiderme des genoux et des coudes, caractères distinctifs de l'ichthyose.

Il mentionne également les difformités pouvant s'observer à la suite des desquamations qui suivent les fièvres éruptives et plusieurs maladies fébriles; et se refuse enfin à admettre comme ichthyose l'épaississement que l'on rencontre accidentellement chez divers individus et qu'avec plusieurs dermatologistes Hardy a décrit sous le nom d'ichthyose professionnelle.

Nous voyons par cette courte analyse combien les opinions sont diverses quant aux détails cliniques. Des nombreux auteurs allemands qui ont écrit sur ce sujet nous n'avons cité qu'un petit nombre, en effet la plus grande confusion règne chez eux tandis que chez nous l'affection a été assez bien délimitée.

C'est ainsi que Gibert dans son traité des maladies de la peau (t. I, page 267) dit : « Dans quelques cas l'acné sébacée ou maladie folliculeuse envahit toute la peau, et les squames grisâtres qui se forment à la surface des téguments simulent jusqu'à un certain point l'ichthyose. »

M. Gintrac décrit une ichthyose sébacée, fausse ichthyose.

Rayer (traité des maladies de la peau, 1835) parle de la distinction entre l'ichthyose et les différentes maladies qui y ressemblent, particulièrement l'acné sébacée ou maladie folliculeuse.

Je crois, dit-il, devoir appeler l'attention sur une erreur possible, puisqu'elle a été commise par deux habiles observateurs. Bateman a fait graver dans son Atlas sous le nom d'ichthyose de la face un cas qui appartient certainement à l'enduit cérumineux produit par une maladie des follicules. M. Antony Tood Thompson a publié comme un exemple d'ichthyose de la face une observation relative à cette même maladie des follicules. Or dans cette affections des follicules, que j'ai le premier fait connaître, la peau affectée devient d'abord comme huileuse sur les parties malades, bientôt la sécrétion des follicules augmente; l'humeur versée sur la surface de la peau prend plus de consistance, et finit par y former une sorte de couche squameuse plus ou moins étendue. D'abord molle, peu adhérente, elle acquiert bientôt plus de dureté, et ne peut être détachée sans douleur. Au-dessous de cette couche cérumineuse la peau est d'un rouge animé, les orifices des follicules paraissent dilatés et quelquefois remplis par l'humeur sébacée solidifiée.

Pour Cazenave (Dict. en 30 vol., XVIII) l'ichthyose est rangée parmi les lésions de sécrétion de la matière épidermique avec les productions cornées et la pellagre. Cette altération épidermique est primitive, essentielle, et ne reconnaît jamais pour cause l'influence d'une inflammation préalable ou concomitante. De plus elle est chronique, ordinairement congénitale et héréditaire. Il la divise en essentielle et accidentelle. La première, dont il ne s'explique pas l'origine, est celle des nouveau-nés. Elle semble dans quelques cas être sous la dépendance de troubles gastro-intestinaux, ainsi qu'il l'a remarqué sur un enfant de deux ans dans les salles de Biett. Cet enfant était atteint d'ichthyose congénitale qui occupait le corps à l'exception de la face, et quand il éprouvait la moindre irritation de l'appareil gastro-intestinal, ce qui d'ailleurs était fréquent malgré le régime sévère auquel il était soumis, sa figure prenait une teinte sale, puis elle se couvrait de petites écailles grisâtres, sèches, avec un léger épaississement de la peau. Peu à peu, à mesure que les troubles se dissipaient, ces écailles se détachaient et la face revenait à son état normal, il restait seulement un léger épaississement habituel de la peau.

Pour lui également, ces lésions ne mettent pas à l'abri des fièvres exanthématiques qui attaquent le premier âge de la vie; seulement les phénomènes inflammatoires, la rougeur surtout, sont moins marqués.

La seconde classe, ou ichthyose accidentelle, est, dit-il, endémique dans certains pays, notamment au Paraguay, aux îles Taïti et dans la province du Berry pour notre pays. Quoique limitée, elle est très-distincte du psoriasis et de la lèpre non-seulement par la différence des squames, mais par la saillie et la rougeur des plaques qui les supportent. Dans le pityriasis, la peau est toujours souple et sans altération marquée. Cette division de l'ichthyose en deux classes est surtout importante au point de vue du pronostic qui est favorable pour la seconde, quoique dans certaines limites.

Hardy (Société de dermatologie t. I) distingue deux ichthyoses : l'une congénitale, l'autre accidentelle, mais contrairement à l'opinion de la majorité des auteurs, admet que la première peut être partielle tandis que la seconde l'est toujours dans certaines régions, en rapport avec les professions. Il donne une grande importance à l'hérédité en étiologie.

Dans son article ichthyose, du dictionnaire de Jaccoud, après avoir résumé en quelques mots l'historique, l'étiologie et la nature de l'affection sur lesquelles il ne donne pas d'idées personnelles, il ajoute à la classification d'Alibert trois variétés : l'une *pityriasique*, dans laquelle l'ichthyose est localisée, présente des squames peu étendues grisâtres et au-dessous un derme rouge et légèrement épaissi ; il note quelquefois la présence de démangeaisons. La seconde *lichénoïde* offrant quelque ressemblance avec le lichen. La troisième *professionnelle*, limitée à la paume des mains, confiseurs, épiciers, etc. Cette dernière a été rejetée par quelques dermatologistes.

Schædel, qui la fait rentrer dans la classe des maladies alimentaires, note cependant certaines différences. Ainsi dans la pellagre la peau est couleur chocolat ; la desquamation se fait en ellipse. Il y a enfin, outre cette affection cutanée, des troubles des voies digestives et des troubles cérébro-spinaux qui ne se rencontrent pas dans l'ichthyose. Elle diffère encore du psoriasis et des autres lésions cutanées par l'absence de prurit et de démangeaisons. Nous avons cependant remarqué une sorte de psoriasis (corné) chez un soldat, remontant à plusieurs années, et caractérisé par des plaques d'épiderme épaissi, entourées d'une légère auréole rouge, et siégeant au dos et à la plante du du pied, dans lequel il n'y a pas de démangeaison appréciable. Elle se rapproche donc beaucoup de de l'ichthyose, mais en diffère en ce qu'il n'y a pas desquamation et tendance à l'accroissement continu.

Lailler, dans son article « De la nature et du traitement de l'ichthyose » (Société de dermatologie, t. I) dit que l'ichthyose semble avoir plus attiré l'attention des dermatologistes étrangers et surtout celle des Anglais que la nôtre, et se demande si cette affection est plus fréquente dans leur pays qu'en France.

Nous n'avons pas de document propre à élucider cette dernière partie de son assertion, mais ce que nous avons vu nous porte à croire que les auteurs étrangers et même les Anglais, quoique qu'ayant laissé des travaux plus nombreux peut-être que les nôtres sur ce sujet, ont moins bien étudié et défini l'ichthyose que les dermatologistes français.

Et d'abord, ils ont tous, et à leur tête, Hutchinson, Harris Wilson (Journal of cutaneous medicine) et surtout Erasmus Wilson (Diseases on the skin) confondu avec l'ichthyose vraie la fausse ichthyose de nos auteurs ou acné sébacée folliculeuse. En effet ils ne considéraient ces deux affections que comme deux termes d'une même entité pathologique, la xerodermie, l'ichthyose vraie n'en étant que le degré plus avancé.

Dans l'article qu'il consacre à l'ichthyose vraie et à l'ichthyose sébacée, Wilson décrit avec des détails minutieux et précis les squames épidermiques de l'ichthyose vraie et celle de l'ichthyose spuria ou spinosa sebacea. Voici la description qu'il donne de la première : Les pores des follicules sébifères et capillaires sont rendus saillants par l'accumulation à leur intérieur d'une substance sèche et durcie dont une partie fait souvent saillie au-dessus du niveau de l'ouverture. Cette substance desséchée est la couche épithéliale du follicule altérée dans ses caractères par l'absence de son élément oléagineux. Les poils éprouvent un semblable changement, ou bien ils manquent complètement, ou bien ils sont secs et friables et cassés au niveau de l'orifice de la peau.

Cette description est exacte. On voit, en effet, dans l'ichthyose vraie, au niveau d'un certain nombre d'orifices glandulaires, cette substance dont parle l'auteur. Elle est exclusivement composée de cellules épidermiques sans aucun produit sébacé; mais ce n'est là qu'un élément des altérations qu'on observe dans l'ichthyose qui est presque exclusivement constituée par des couches épidermiques dont la production est quelquefois décuplée, et quand, par un procédé quelconque, on parvient à enlever cette couche épaisse, on aperçoit au-dessous les papilles dermiques manifestement hypertrophiées. En un mot l'état anatomique de ces papilles et de l'épiderme est presque identique dans l'ichthyose et le lichen chronique, avec cette différence clinique que dans celui-ci, il s'agit de lésions morbides en voie d'évolution, dans celle-là, d'une difformité. On guérit souvent le lichen, on pallie l'ichthyose pour un temps plus ou moins long (Lailler loc. cit.).

Nous devons avouer que les auteurs anglais établissent une différence clinique entre l'ichthyose vraie et l'ichthyose sébacée, comme on pourra s'en rendre compte par le tableau suivant emprunté à Wilson. Toutefois nous ferons remarquer qu'il les rapporte toutes deux à un principe commun, organes sébipares, il considère les variétés ci-dessus caractérisées :

1° Par augmentation de sécrétion;

2° Par diminution de sécrétion, ichthyose vraie, xeoderma ichthyoïdes ;

3° Par altération de sécrétion, ichthyosis sebacea ou spuria, ainsi différenciées :

XERODERMA ICHTHYOÏDES.

Difformité très-souvent congénitale, héréditaire, généralisée, incurable. Produit morbide : squames épidermiques.

ICHTHYOSIS SEBACEA.

Affection liée au lymphatisme, accidentelle très-rarement, héréditaire, plus ou moins localisée, curable. Produit morbide : croûtes sébacées.

Henri Wilson et après lui Hutchinson décrivent sous le nom de xérodermie ou *dry skin*, un état particulier de la peau caractérisé par une rudesse désagréable de l'épiderme ; rudesse qu'ils attribuent à une diminution de la sécrétion sébacée, et à l'oubli des soins de propreté, ce qui est un acheminement vers l'ichthyose.

Wilson appelle spécialement l'attention sur un état intermédiaire entre l'état normal et l'ichthyose confirmée. Il est très-fréquent de rencontrer des individus porteurs d'une peau sèche appelée vulgairement peau de crapaud. A l'état rudimentaire, ces lésions s'observent chez beaucoup de filles de service dont la malpropreté couvre les coudes, la face externe des bras, les genoux, les malléoles, mais surtout le dos de la main près des articulations métacarpo-phalangiennes d'une peau à l'aspect chagriné à stries épidermiques très-marquées; on dirait qu'on a étendu une mince couche de collodion ou de gélatine, et qu'en la soumettant à une rapide dessiccation, on a déterminé l'aspect fendillé. Cet épaississement donne à la surface cutanée une coloration d'un gris sale, que ne font pas disparaître les ablutions répétées. Dans les mouvements brusques et étendus, ainsi que sous l'influence d'un séjour prolongé de la partie dans l'eau ou tout autre liquide, l'épiderme peut se fendiller et donner lieu à des fissures.

Cette xérodermie congénitale, souvent héréditaire, ordinairement l'expression du lymphatisme peut aussi se manifester d'une façon accidentelle et passagère dans la plupart des maladies graves, surtout dans les fièvres, abstraction faite de la desquamation des fièvres éruptives. On l'observe dans la plupart des états cachectiques, phthisie, cancer, en un mot dans ce que les anciens appelaient étisie. Nous ne la mentionnons que pour l'éliminer de cette étude consacrée à l'ichthyose qu'on pourrait appeler essentielle.

M. Charcot, qui à la suite du rapport de M. Houel, a publié la traduction d'une observation de Gurlt sur un cas d'ichthyose chez le veau, laisse pressentir le rôle du système nerveux dans la genèse de cette affection quand il décrit si bien les affections de la peau consécutives aux lésions traumatiques nerveuses d'une part et à la névrite progressive chronique de l'autre. Ces lésions, dit-il, sont le zona, les éruptions pemphygoïdes, une rougeur érythémateuse, enfin, une affection qui, bien que décrite par les chirurgiens américains, sous le nom de glossy skin ou peau lisse, a cependant de la pâleur, de l'anémie, l'atrophie des glandes sudoripares avec leur sécrétion diminuée, et l'épiderme fendillé, c'est-à-dire beaucoup des caractères de l'ichthyose. (Charcot, leçons s. maladies du système nerveux, loc. cit.)

Cette affection qui rappelle, dit M. Charcot, la sclérodermie, nous paraît se rapprocher également de la xérodermie ichthyoïde des chirurgiens anglais. L'absence d'atrophie du derme, qui est intact dans l'ichthyose, lèverait tous les doutes et permettrait peut-être d'expliquer ces affections tératologiques d'une manière rationnelle, en les rapportant à une lésion du système nerveux directe, ou suivant d'autres auteurs, indirecte par trouble des vaso-moteurs, chez la mère ou chez l'enfant.

Quant à la forme spéciale que nous nous proposons d'examiner dans la seconde partie de ce travail, elle est rare et peu connue. Certains auteurs l'ont niée, les autres en font à peine mention, Hebra décrit bien sous le nom de cutis crustacea un état de la peau, dont la coloration est brun rougeâtre fissurée, parsemée de plaques écailleuses dures, séparées les unes des autres par de nombreux sillons, suivie de mort rapide des nouveau-nés, mais ne se manifestant qu'après la naissance et curable.

Newman comprend trois cas semblables à ceux dont nous parlons dans son traité des maladies cutanées; il considère l'ichthyose comme une hypertrophie cutanée avec prédominance du tissu épithélial. Sa figure tirée de Wagner, tout en présentant une frappante analogie avec celles que nous publions, en diffère toutefois par un léger épaississement du derme.

A deux reprises différentes M. Houel a observé deux ichthyoses curieuses que nous prenons comme type. Comme elles ont véritablement été observées à la naissance des fœtus qui en étaient porteurs, nous proposons de les considérer comme variété intra-utérine puisque le mot congénitale a été rejeté par plusieurs dermatologistes.

On a depuis longtemps appliqué à l'affection dont nous parlons le nom de kératose du grec κερας, (corne). Cette confusion verbiale se remarque surtout en Allemagne.

Ainsi dans son traité de la kératose, Breslau 1864, Lebert cite sous le nom de « keratosis diffusa epidermica intra uterina » une série de cas de maladies de peau fatales ; les enfants atteints meurent après la naissance, dit-il, un seul a vécu huit jours. Leur peau était couverte de plaques saillantes, cornées, anguleuses, épaisses de deux à plusieurs millimètres et séparées par des sillons allant jusqu'au derme et recouverts d'un épiderme très-fin. De tels caractères se rapprochent beaucoup de ceux que nous offrent les observations suivantes. Au fond, dit M. Chambard, c'est plutôt une question de mots que de faits, et la solution peut en être différente selon le point de vue auquel on veut se placer. Histologiquement, un mot qui rappellerait les caractères microscopiques de cette altération pourrait seul convenir, et le mot ichthyose comme le mot kératose seraient dépourvus de tout sens. Nous plaçons-nous au contraire au point de vue morphologique, nous ne pouvons nier l'analogie qui existe entre l'aspect des fœtus à peau trop courte comme le disait M. Charcot, et le tégument écailleux de certains poissons, la dénomination d'ichthyose en plaques paraît alors très-rationnelle.

Il nous semble toutefois qu'au point de vue clinique et symptomatologique les deux affections présentent des différences assez tranchées, nous allons essayer de les résumer en quelques lignes :

KÉRATOSE.

Siége : Papilles ou follicules sébacés. Localisation plus restreinte. Volume plus considérable. Nombre moindre, souvent corne unique.

Le point de départ est souvent une verrue-accidentelle ; se remarque chez l'adulte et le vieillard. Mobilité sur la peau, quelquefois mouvements étendus. Douleur au contact et souvent spontanément. Ablation suivie de cicatrices ayant tendance à se transformer en plaie cancéreuse.

ICHTHYOSE.

Epiderme proprement dit. Diffuse. Squames multiples faisant saillie moins considérable, l'affection est héréditaire et congénitale dans presque tous les cas. Adhérente au derme et peut s'en détacher sans douleur et sans danger.

Enfin, disons pour terminer que beaucoup d'auteurs ont demandé à la chimie des renseignements sur la nature de l'ichthyose. Mason Good, Simon Marchand et récemment Schlossemberger, ont fait l'analyse chimique des produits ichthyosiques ; ils ont tous constaté l'augmentation des sels calcaires et surtout des phosphates avec oxyde de fer et carbonate de chaux, cause de pigmentation. D'après Marchand, il existe une quantité considérable d'acide silicique, les éléments inorganiques atteignent 15 pour cent tandis qu'ils ne sont que de 1 à 1,5 dans la peau normale. Von Stetten ayant soumis à l'incinération l'épiderme malade, du veau de Gurlt, a montré que sur 1000 parties il y avait 600 parties de phosphate de chaux. Une analyse comparative faite avec l'épiderme d'un veau sain donna seulement 250 parties du même sel. Tilésius et Brunivau qui ont étudié superficiellement les écailles détachées de la peau des frères Lambert, ont assuré que la substance des écailles n'était autre chose que de la gélatine devenue solide ou dure par son union avec une certaine proportion de phosphate et de carbonate calcaires. M. Delvaux a reconnu en outre qu'elle contenait du carbonate de fer dans la variété mélanique, et qu'elle fournissait le même principe que les ongles, les cheveux et les produits épidermiques en général.

DEUXIÈME PARTIE

Le but que nous nous proposons ici n'est pas de recueillir un nombre plus ou moins grand d'observations. Nous n'en publions que deux, celles de M. Houel, les considérant comme le type exact et complet de cette affection si diversement interprétée par les dermatologistes. Certes nous ne nions pas les diverses formes décrites par eux, mais, nous restreignant à l'étude de l'ichthyose congénitale et d'après les deux observations que nous citons, nous croyons pouvoir dire qu'il n'y en a qu'une seule espèce, toutes les autres leur ressemblant, moins la clarté et l'exactitude.

Nous avons cru ne pas devoir nous écarter de notre objectif en reproduisant la communication de M. Auspitz le professeur de Vienne. Nous avons vu, en effet, dans la première partie de ce travail que, pour beaucoup d'auteurs, l'ichthyose était la manifestation primitive d'une débilitation de l'organisme ou de conditions spéciales d'hérédité; cette histoire d'une famille entière est la preuve la plus évidente que nous puissions trouver de cette opinion importante que nous partageons entièrement. Nous bornons là le nombre de nos citations.

I

COMMUNICATION CLINIQUE DE M. AUSPITZ, DOCENT A L'UNIVERSITÉ DE VIENNE, SOUS LE TITRE D'ICHTHYOSIS NEONATORUM.

Le 16 janvier 1868, une dame de Vienne mère de plusieurs enfants, accouche, après une grossesse compliquée de vomissements, de congestions et d'un prurit général très-intense, de jumeaux, une fille très-bien constituée et un garçon faible, petit, chétif. Celui-ci est complètement recouvert d'une peau d'un brun foncé, presque noire, sèche, rude, qui, en tombant se divise en écailles plus ou moins grandes, mais en aucun endroit, ces écailles ne sont imbriquées ou disposées comme celles d'un poisson ; au-dessous d'elles se trouve une couche moins foncée d'un jaune brun, lisse, très-luisant, et qui, après quelques minutes d'exposition à l'air, se change en un feuillet parcheminé, sec, et se détache bientôt sous forme de squames sèches comme la peau et cassantes.

Les écailles les plus foncées se trouvent sur le dos et sur les membres, du côté de l'extension ; la face antérieure de la poitrine, le ventre et les membres du côté de la flexion, se rapprochent davantage de l'état normal et sont un peu plus clairs, au visage et à la tête, les squames sont très-petites et d'un brun clair.

Bain suivi d'onctions huileuses; immédiatement après la naissance l'enfant prend d'abord mal le sein, mais l'appétit vient bientôt au bout de quelques jours.

La desquamation diminue de jour en jour; les écailles deviennent moins nombreuses et moins sèches, et au bout de deux semaines, elles sont très-petites.

Au microscope, on reconnaît qu'elles sont remplies de gouttelettes de graisse, et contiennent une matière brune, foncée, grenue, que les alcalis rendent plus claire et que l'alcool et l'éther décolorent complètement.

La maladie continue à décroître. Au treizième mois, l'enfant est encore faible et n'a pas été sevré; mais sa peau est blanche, souple, délicate; il ne reste plus qu'une faible desquamation pulvérulente au cuir chevelu, sur le dos et sur la poitrine. La peau du visage est lisse, mais très-luisante, surtout à l'air libre.

La mère est une femme de 30 ans, vigoureuse, bien constituée, grande et brune. Le prurit a disparu trois semaines après l'accouchement, sans traitement. Le père est un homme robuste, d'une bonne santé; il n'y a pas de maladie chronique dans sa famille.

Voici l'histoire des grossesses antérieures. La mère est mariée depuis quatorze ans, elle a eu souvent du prurit, surtout du prurit vulvaire, à l'époque des règles. Après seize mois de mariage, elle accouche d'un garçon qui n'a jamais été malade.

Treize mois après elle met au monde un second garçon, qui meurt tuberculeux à l'âge de six ans. Pas de prurit pendant la grossesse.

Quinze mois après, à la suite d'une grossesse troublée par du prurit, elle accouche d'une petite fille qui, dit-elle avait le corps couvert d'une membrane semblable à celle des pattes d'une oie. Cette membrane se détache, sous la forme de grandes écailles d'un brun foncé, la peau sous-jacente « était comme de la chair vive » mais devenait bientôt dure, sèche et cassante. La desquamation devint de jour en jour moins abondante et moins foncée, l'enfant succomba à l'âge de trois mois à une tuberculose mésentérique.

Quinze mois après nouvel accouchement d'un garçon, présentant la même maladie que la petite fille, et qui mourut à l'âge de treize mois de tuberculose mésentérique. Pendant cette grossesse, la mère avait souffert de démangeaisons très-violentes.

Trois ans après, naît un garçon qui se porte bien.

Enfin les jumeaux, dont l'un fait l'objet de cette observation.

L'auteur appelle la maladie ichthyosis néonatotorum : ichthyose, parce que la desquamation est diffuse, que les écailles ont un certain volume, et que la peau sous-jacente ne présente pas d'autre altération que celle de l'ichthyose simple de l'adulte, la sécheresse parcheminée.

Quant à la coloration brune elle est assez fréquente et M. Devergie décrit même une variété. « Ichthyose brune. »

II

En 1852 M. Houel présente à la société deux fœtus, dont l'un est à peu près à terme, tandis que l'autre a de 7 à 8 mois de vie intra utérine.

Le premier était dejà déposé depuis longtemps au musée Dupuytren et, d'après quelques renseignements, vient probablement de la clinique du service de M. le professeur Dubois. Le second a été remis par M. Baudelocque l'année dernière à la Faculté ; nous sommes par conséquent privés de toute espèce de renseignements, sur les parents et les circonstances qui ont pu accompagner la gestation. L'un de ces fœtus présente à la peau de nombreux replis ; l'autre, au contraire, semble, (je me sers à dessein de cette expression) avoir le tégument externe déchiré en différents points ; et pour rendre d'une manière un peu triviale, mais exacte néanmoins, l'aspect de ces fœtus, je dirai que l'un parait avoir la peau trop courte, l'autre au contraire trop grande.

Nous interrompons ici la citation pour faire remarquer que le premier de ces fœtus, c'est-à-dire celui qui semble selon l'expression pittoresque de M. Houel, avoir la peau trop longue ne rentre pas dans notre cadre de l'ichthyose congénitale. Après avoir fait remarquer que ce fœtus avait un développement moindre que celui que comportait son âge et avoir constaté chez lui des signes évidents de rachitisme, l'auteur avoue qu'il ne sait à quelle classe rapporter cette monstruosité dont il a vainement cherché une mention même approximative. Les anomalies par excès de la peau rapportées par Is. Geoffroy de Saint-Hilaire ne portent que sur l'épiderme et les poils, tandis qu'au cas particulier, c'est au contraire la peau elle-même qui en est le siége.

Le second fœtus, reprend M. Houel, est celui dont la surface du corps est parcourue de nombreux sillons, que j'ai dit avoir la plus grande analogie avec des déchirures de ce tégument, il semble en effet que la peau n'ayant pas subi un égal développement que les parties profondes a dû se rompre, et pour emprunter une comparaison qui peindra très-exactement cette monstruosité, la peau a la plus grande analogie avec la pellicule des pommes de terre cuites à l'eau ; dans certaines parties même, les bords des fissures épidermiques sont renversés en dehors avec tendance à s'enrouler. Le nombre de ces fissures est considérable : on peut les compter par centaines, elles occupent aussi bien le tronc que les membres ; les membres inférieurs dans leur dernier segment, jambe et pied, en sont cependant exempts, excepté du côté gauche où il en existe une au niveau de la partie antérieure de l'articulation tibio-tarsienne. La direction de ces fissures n'a rien de régulier : au crâne, elles sont tantôt verticales, tantôt horizontales ou obliques; au cou, au thorax, à l'abdomen où elles sont très-nombreuses à la région antérieure, rares à la région postérieure, elles offrent une direction plus régulière ; elles sont en générales transversales, par rapport à l'axe du corps ; on n'en compte que trois qui soient perpendiculaires, l'une située sur laligne médiane, les deux autres sur les parties latérales du tronc. Au niveau des articulations ginglymoïdales, poignet et genou, l'écartement des bords des fissures est très-considérable. La profondeur de ces fissures épidermiques varie entre un demi-millimètre à un millimètre ; le fond est quelquefois lisse, d'autres fois rugueux.

L'écartement compris entre les bords des fissures n'est pas toujours le même, il est pour un des sillons verticaux du ventre d'un centimètre et demi ; mais la moyenne est d'environ sept millimètres.

Pour compléter la description de cette affection singulière, dit M. Houel, il nous reste à étudier la structure de ce tégument, c'est ce qu'a bien voulu se charger de faire M. Robin, et voici les résultats auxquels il est arrivé, et que j'ai pu constater moi-même.

C'est la peau du thorax qui a servi à l'étude de M. Robin ; l'affection est multiple et différente au niveau des sillons et des points intermédiaires ; un grossissement de 60 diamètres a suffi pour l'examen. Dans toutes les parties le derme a paru normal à M. Robin ; l'épiderme au niveau des sillons est au moins moitié plus mince que sur la peau d'un fœtus de cet âge, tandis qu'au contraire il est épaissi dans les points intermédiaires et formant relief ; les papilles manquent à peu près au niveau des sillons, il y a atrophie de l'épiderme et du corps papillaire, et dans les points intermédiaires hypertrophie des deux éléments ; c'est une lésion assez complexe sur l'origine de laquelle il est difficile de pouvoir s'expliquer, mais qui est tout entière bornée à l'épiderme et au corps papillaire.

Lailler, dans son article sur l'ichthyose dans les Annales de dermatologie, tome 1 page 95, cite au point de vue du traitement cinq observations d'ichthyose chez les adultes, mais aussi plusieurs datant de la naissance.

III

Le fœtus qui a fourni la peau dont nous donnons ici le dessin microscopique a encore été étudié et recueilli par M. Houel. Nous regrettons que des retards de publication ne nous aient pas permis de citer textuellement la description de l'auteur et l'observation qui a été remise à M. Malassez. Nous avons pu l'étudier dans le cabinet de M. Houel, mais il a été impossible d'en donner un dessin net et précis, du reste il est actuellement déposé au Musée,

Il est né de parents de constitution moyenne, mais sa mère avait déjà eu un enfant présentant la même difformité ; cependant l'hérédité n'a pas été démontrée autrement. Il a vécu environ 10 heures au dire de la sage-femme qui en a envoyé la note à M. Houel. Elle n'a pas mentionné de prurit, et l'accouchement a été normal. Outre sa difformité cutanée, ce fœtus présente d'autres vices de conformation congénitaux tels que pied-bot et bec-de-lièvre. Il a du reste le poids et le volume d'un enfant à terme.

Depuis environ un an qu'il a été dans l'alcool il a beaucoup perdu de ses caractères morphologiques, tandis que l'autre les a conservés. L'épiderme épaissi s'est détaché en maints endroits et flotte librement dans le liquide conservateur. Au-dessous la peau apparaît normale, un peu rouge peut-être dans certaines régions comme au cou et sur le devant de la poitrine. Nous appelons l'attention sur ce fait car il est d'une extrême importance pour l'explication de la divergence qui se remarque entre l'analyse du premier fœtus faite par M. Robin et celle de M. Chambard. Il présente du reste, pour le nombre et la direction des sillons, la couleur et l'épaisseur de l'épiderme, une ressemblance absolue avec l'autre et l'on pourra s'en faire une idée exacte par le dessin que nous en donnons plus loin.

(*Analyse de sa peau.*) « La coupe est pratiquée normalement à la surface et colorée par le picrocarminate d'ammoniaque ; elle montre la disposition et l'épaisseur des différentes couches qui la constituent, et permet d'en faire une étude comparative dans les parties minces et dans les régions épaissies.

Le tissu cellulaire-sous cutané et le derme sont normaux, et leur épaisseur est la même au niveau des plaques. Plus superficiellement se montrent les papilles coupées plus ou moins obliquement et même perpendiculairement à leur axe, et entourées d'anneaux épithéliaux appartenant à la couche muqueuse de Malpighi.

Un examen attentif des mensurations micrométriques permettent d'affirmer qu'il n'existe aucune différence d'épaisseur et de configuration du corps papillaire du stratum muqueux de Malpighi et des follicules pileux, en quelque point que l'on les étudie. Toutes les couches des téguments situées audessous de la couche cornée se continuent sans modification aucune des parties épaisses de la peau à celles qui ont conservé leur épaisseur normale.

Il en est autrement de la couche cornée de l'épiderme. Son épaisseur qui, au niveau des sillons, ne dépasse pas de 30 à 40 μ atteint au niveau des plaques

600 à 900 μ, c'est-à-dire une valeur de 20 à 30 fois plus considérable. De même que dans la couche papillaire, les papilles se sont montrées sur des sections transversales ou obliques, ainsi dans la couche cornée voit-on les orifices des glandes pilo-sébacées entourés par un système de lamelles épidermiques dont les plus externes seules sont munies d'un noyau difficile à colorer et en voie d'atrophie. Ces figures qui offrent une analyse grossière avec les globes épithéliaux de certaines tumeurs et ressemblent à ceux que l'on observe sur les coupes du sabot des solipèdes, sont réunies par un système de lamelles épidermiques intermédiaires dont la direction est plus ou moins parallèle à celle des téguments. L'orifice qui se remarque à leur centre et dont le diamètre moyen est de 35 à 40 μ est obturé par un bouchon de matière d'aspect gras et traversé par un poil.

Il nous suffit maintenant pour étudier la couche papillaire, les follicules pilo-sébacés et les poils sur des sections parallèles à leur axe, de faire des coupes également normales à la surface de la peau, mais menées dans un point perpendiculaire à celui des coupes que nous venons d'étudier. Ces prépations nous permettent de vérifier les faits que nous venons d'avancer, et de poser au moins pour le cas de cet examen des conclusions que nous adoptons pleinement et que nous nous proposons de reproduire à la fin de ce travail, au chapitre des conclusions.

La facilité avec laquelle la couche épidermique s'est détachée vient corroborer les conclusions de M. Chambard. Le derme ici, même à l'œil, me parait sain, tandis que dans le premier où M. Robin a trouvé altération du derme et des papilles, l'épiderme semble faire corps avec la couche sous-jacente et a pu résister à une macération prolongée. Il paraît donc rationnel de voir dans ces deux cas qu'au premier abord on pourrait rapprocher entièrement deux variétés d'une même affection, la première étant l'ichthyose pure, la seconde, décrite par M. Robin, correspondant à un état plus avancé, sorte de terme moyen entre l'ichthyose et la kératose.

TROISIÈME PARTIE

Nous croyons pouvoir résumer ce travail dans les propositions suivantes :

L'ichthyose n'est pas une maladie, c'est une difformité devant être considérée comme une manifestation de déchéance vitale.

Elle est ordinairement congénitale, ce qui restreint considérablement le cadre assez vaste qu'on lui a donné.

Les classifications qu'on a faites et basées sur des caractères extérieurs, expliquent l'obscurité et la confusion qui règnent dans les traités spéciaux sur ce point. C'est à l'histologie qu'il faut demander les éléments de diagnostic différentiel, et à ce point de vue la question nous semble pouvoir être ainsi posée: Y a-t-il oui ou non altération des couches sous-jacentes à l'épiderme ?

Nous pouvons ainsi constituer deux classes : Ichthyose simple, c'est-à-dire hypertrophie de la couche cornés de l'épiderme seule, répondant au mot anglais scléro-épidermie : Ichthyose compliquée d'altérations atrophiques ou hypertrophiques des éléments du derme, sclérodermie proprement dite.

Au cas particulier nous concluons avec M. Chambard.

1° Que le derme, le corps papillaire et la couche de Malpighi se continuent sans modification aucune des parties minces et normales de la peau aux parties épaissies.

2° Toute la lésion est, dans l'espèce, constituée par l'hypertrophie de la couche cornée de l'épiderme qui présente, au niveau des parties dures de la peau, une épaisseur uniforme pour chaque plaque mais variable selon les plaques examinées. Dans cette couche, les cellules épithéliales cornées affectent autour des orifices pilo-sébacés une disposition concentrique et les différentes gaînes qu'elles leur forment sont réunies entre elles par un système de lamelles intermédiaires.

Dans le premier cas de M. Robin les lésions sont les mêmes, sauf cependant l'épaississement manifeste des papilles et des autres éléments du derme en général, ce qui justifie notre division en deux classes.

EXPLICATION DE LA PLANCHE I.

Fœtus déposé au musée Dupuytren.

Fissures nombreuses sur toute la surface du corps à l'exception des membres inférieurs, le côté gauche n'en présente qu'une au niveau de la partie antérieure de l'articulation tibio-tarsienne — A la partie postérieure elles sont plus nombreuses, et disposées plus régulièrement. — Largeur plus grande au niveau des articulations ginglymoïdales : poignet et genou. — Préparé et présenté par M. Houel en 1852.

EXPLICATION DE LA PLANCHE II.

Figure I.

Coupe perpendiculaire à la surface et colorée par le picro-carminate d'ammoniaque : épiderme, — papilles coupées plus ou moins obliquement, quelques-unes perpendiculairement à leur axe. — Autour se remarquent les anneaux épithéliaux de la couche de Malpighi. — *L'épaisseur du derme est la même au niveau de la partie épaissie, et de la fissure.*

Figure II.

Coupe de la même peau, également normale à la surface mais menée dans un sens perpendiculaire à la précédente.

PL. I.

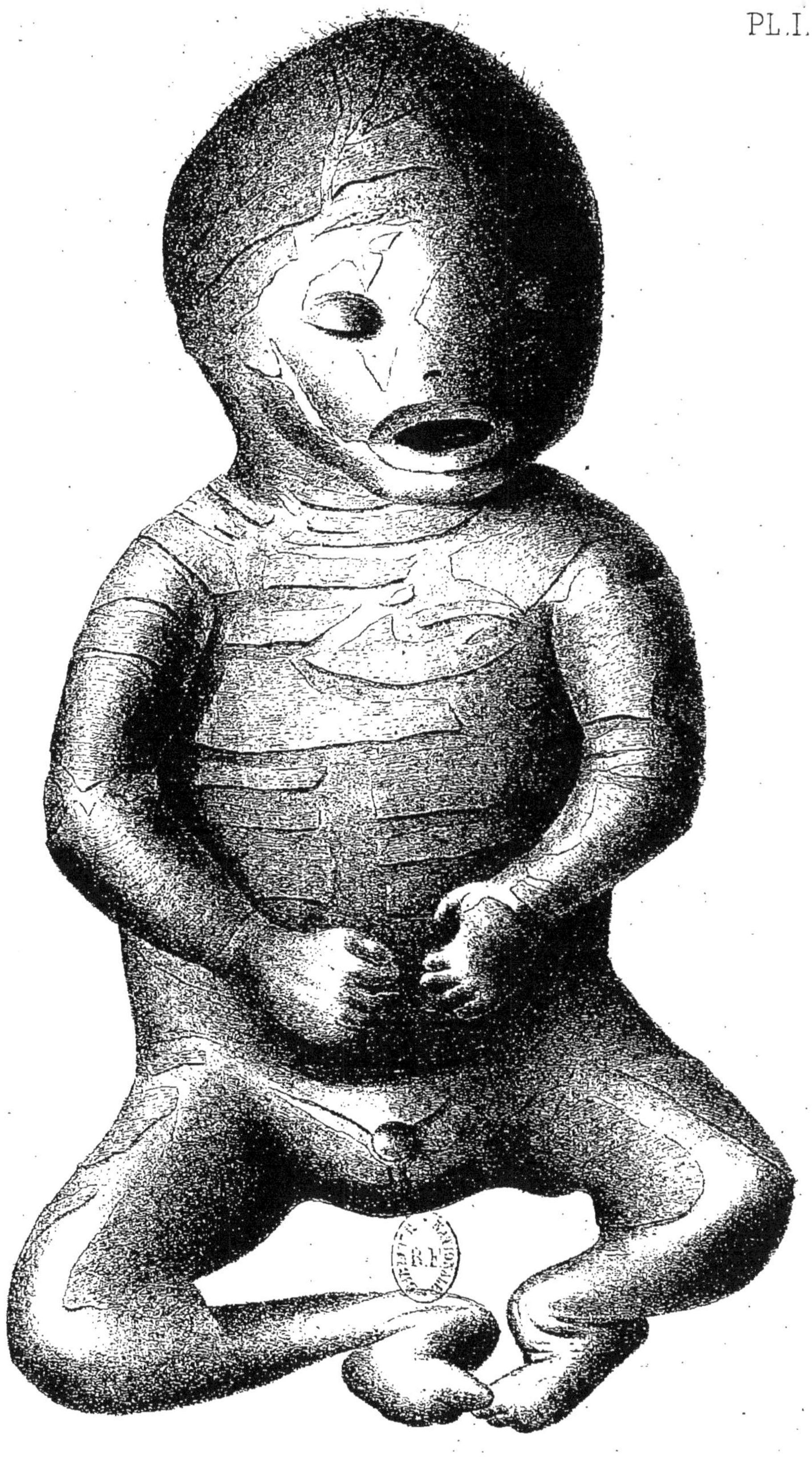

Jacquemin et Pilarski del et lith

Imp. Becquet Paris.

Fig. 1.

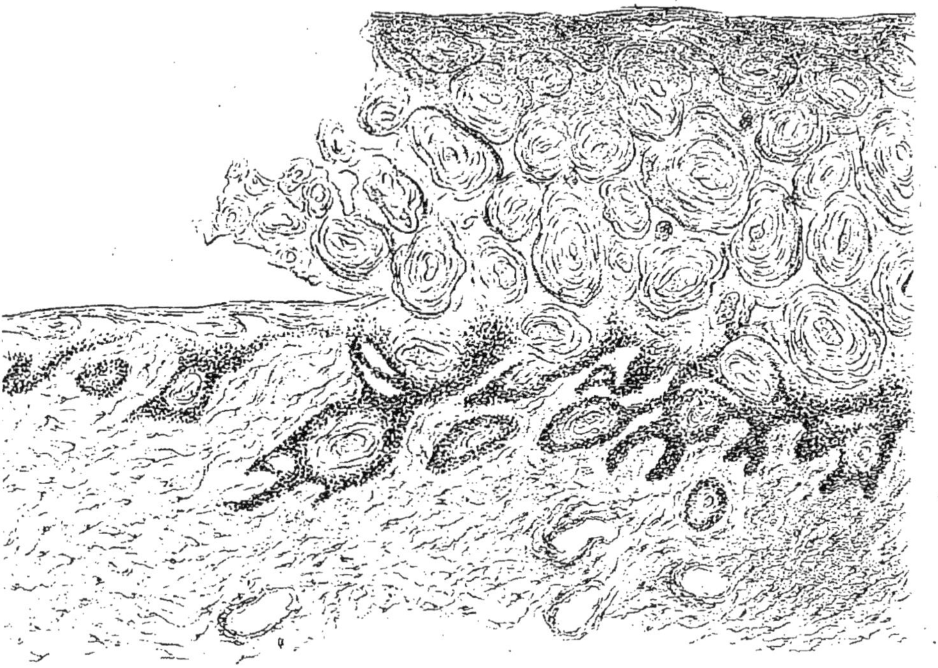

Fig. 2.

Chambard fecit.

Jacquemin et Pilarski del.

Imp. Becquet Paris

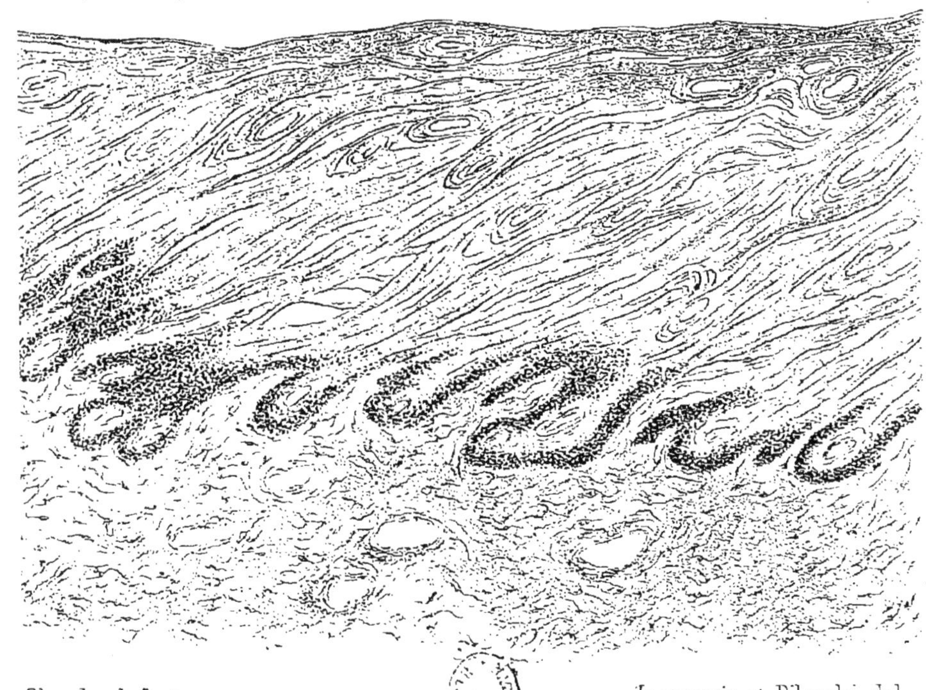

INDEX BIBLIOGRAPHIQUE

1708 LIETUS. — Traité des monstres.

1768 HALLER. — Opera minora t. III De monstris (Lausanne).

1797 MŒCKEL. — De duplicitate monstrosa commentarii.

1808 WILLAN. — Synopsis of cutaneous diseases (London).

1826 HALLE. — Descriptio monstrorum nonnullorum (Leipsick).

1828 STEINHAUSEN. — De singulari epidemidis difformitate (Berolini).

1828 BERHEND. — Iconographie Darstellung der nicht Syphilhautkrankbeiten (Berlin).

1828 HINZE. — Kleinere schriften Leignitz und Leipsick.

1829 BATEMAN. — A pratical synopsis of cutaneous diseases (7ᵉ édition London).

1832 ALIBERT. — Traité des dermatoses, Paris.

1832-1836 Is. GEOFFROY DE ST-HILAIRE. — Histoire des anomalies de l'organisation chez l'homme et chez les animaux (Paris)

1835 RAYER. — Traité des maladies de peau (Paris).

1842 CAZENAVE et SCHOEDEL. — Abrégé pratique des maladies de la peau (Paris).

1837 CAZENAVE. — Dictionnaire de médecine XXX vol. Ichthyose (Paris).

1840 GIBERT. — Traité des maladies de la peau (Paris).

1843-44 TAVERNIER. — Deux obs. d'ichthyose (Bull. de l'Acad. de med. t. IX).

1852 HOUEL. — Description d'un fœtus avec excès de peau et un fœtus affecté d'ichthyose congénitale (mém. de Soc. de Biol).

1850 GULT. — Magazin fur die gesammte Thierheilkunde von Gurlt und Hertnig (Berlin).

1855 FABRE. — Guide du médecin praticien XV vol.

1842 T. L. G. Bischoff Entwicklungs geschichte mit besonderer Beruchtvichtigung der Missbildungen. (Braunschweig).

1848-1855 CRUVEILHIER. — Traité d'anatomie pathologique générale p. 860, 928. (Paris).

1850 HEINIRCH MULLER. — Wurtzburg Verb.

1856 LUSCHKA. — Ichthyoses cong bei einen Kalbe.

1853 WROLICK. — Tabulæ ad embryogenetin Leibreich (Halle).

1852 CHARCOT. — Cornée congénitale chez un veau (mém. de Soc de Bio).

1857 DEVERGIE. — Traité pratique des maladies de peau (Paris).

1859 HARDY. — Leçon sur les maladies de peau (Paris).

1860 AUSSPITZ. — Arch. fur Dermat und Syph.

1862 BAZIN. — Leçon sur les affections cutanées (Paris).

1863 MILLIER. (Ch.) — Handbook of skin diseases (London).
Annales de Dermatologie tomes 2 et 1.
NEWMANN. — Der Haut Krankeiten.

1871 E. WILLSON. — A synopsis of diseases of the skin (London).

1874 Curieux cas d'Ichthyose E. de Smeti. Revue médicale XXVI (41-42).

1874 JACCOUD. — Nouveau dictionnaire de médecine et de chirurgie pratiques, Ichthyose p. A. Hardy.

1874 HEBRA. — Traité des maladies de peau traduction Doyon.

1878 JEAN ESOFF. — Anatomie pathologique de l'Ichthyose, Société biologique.

1877 Bayern Œstlichen Intelligemblatt 11 juillet.
Centralblatt.
Schmitt Jarbucher.
Wiener Médicinisch Wochenschrift.

1879 Progrès médical, 15 février.

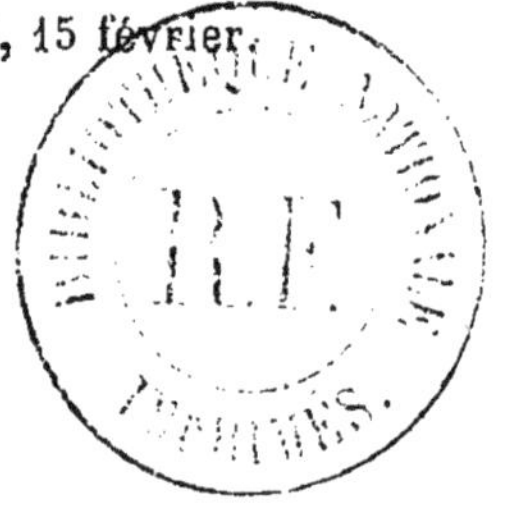

Paris. — A. PARENT, imp. de la Faculté de Médecine, r. M.-le-Prince, 29-31.

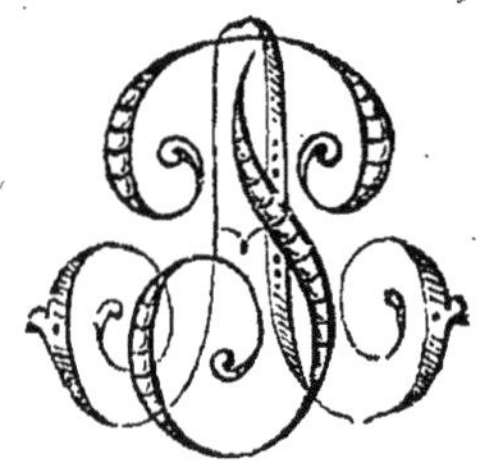

www.ingramcontent.com/pod-product-compliance
Ingram Content Group UK Ltd.
Pitfield, Milton Keynes, MK11 3LW, UK
UKHW020214200726
13856UKWH00004B/1388

9 782011 909183